ACADÉMIE IMPÉRIALE DE MÉDECINE

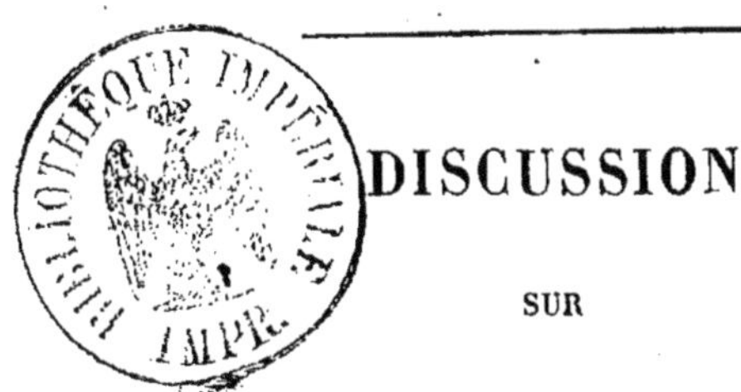

DISCUSSION
SUR
LES EAUX POTABLES

DISCOURS
PRONONCÉ DANS LA SÉANCE DU 17 FÉVRIER 1863

Par M. Félix BOUDET.

PARIS
J.-B. BAILLIÈRE ET FILS,
RUE HAUTEFEUILLE, 19.
1863

(EXTRAIT DU BULLETIN DE L'ACADÉMIE IMPÉRIALE DE MÉDECINE,
T. XXVIII, p. 371 à 392.)

DISCOURS

SUR LES EAUX POTABLES

La question des eaux potables occupe depuis plusieurs années déjà l'attention publique. Soulevée d'abord dans un intérêt municipal, elle a subi l'épreuve de juridictions nombreuses et plus ou moins compétentes; elle a été examinée à des points de vue divers et sous l'influence de considérations qui n'ont pas toujours eu un caractère scientifique. Les eaux des fleuves et des rivières ont été comparées aux eaux fournies par les sources, une lutte animée s'est engagée entre leurs partisans respectifs, les avantages des eaux de sources ont été exaltés, les eaux courantes ont été critiquées et défendues avec une égale ardeur, les eaux de la Seine qui se trouvaient plus spécialement en cause ont été vivement attaquées dans leur vieille renommée, et pour les réhabiliter, pour leur rendre la confiance ébranlée des Parisiens, il n'a fallu rien moins que l'intervention décisive du Conseil de salubrité et du comité supérieur d'hygiène (1). Cependant l'opinion publique,

(1) *Conseil de salubrité du département de la Seine. Rapport sur la salubrité de l'eau de la Seine entre le pont d'Ivry et Saint-Ouen, considérée comme eau potable*, par M. F. Boudet. 1861. — *Comité supérieur d'hygiène. Rapport* de M. Bussy. (*Journ. de pharm.*, t. XL, p. 346 et 433.)

émue de ces débats contradictoires, restait encore incertaine et défiante, lorsque l'intéressant mémoire de M. Lefort est venu offrir une occasion toute naturelle de porter la cause en litige devant l'Académie de médecine, c'est-à-dire devant l'assemblée la plus compétente pour la juger. Votre commission(1), messieurs, par l'organe de son habile et savant rapporteur, M. Poggiale, a saisi avec empressement cette occasion : s'élevant au-dessus de toutes les considérations étrangères à la science, elle a posé la question devant vous avec fermeté et indépendance, et l'accueil que vous avez fait à cet acte d'initiative a montré tout le dévouement de l'Académie pour les grands intérêts d'hygiène publique.

Introduite ainsi dans cette enceinte comme devant une cour d'appel autorisée à prononcer en dernier ressort, la question des eaux potables, considérée au point de vue de l'hygiène, ne doit en sortir qu'après avoir été approfondie et résolue, autant que la nature des choses le comporte, dans des conclusions nettes et précises qui éclairent et rassurent les populations.

Cette question, en effet, n'est par de celles qui, livrées à la discussion, puissent être l'objet de débats sans issue, et n'ayant d'autre résultat qu'un tableau plus ou moins complet des opinions contradictoires et des incertitudes des savants ; une solution pratique est nécessaire, la commission en a déjà formulé les termes les plus essentiels, l'Académie doit la donner complète, c'est pour elle une obligation qu'elle voudra remplir dans toute son étendue.

La question a été particulièrement discutée ici par trois de nos collègues que leurs connaissances toutes spéciales et leurs antécédents appelaient les premiers à la tribune, mais leurs opinions sont si différentes, elles s'éloignent tant à certains égards de celles de la commission, que dans l'état actuel du débat, si l'on ne connaissait d'autres éléments d'appréciation que

(1) Les membres de la commission sont MM. F. Boudet, Tardieu et Poggiale, rapporteur.

ceux qu'il a fournis, il serait bien difficile de distinguer la vérité.

Infatigable avocat des eaux des fleuves et des rivières, un de nos plus dignes collègues, M. le docteur Jolly, a plaidé leur cause dans un style plein d'élégance et d'urbanité académique, et s'attachant spécialement à faire ressortir l'excellente qualité des eaux de la Seine, il a invoqué en leur faveur leur salubrité si parfaitement établie par l'analyse chimique et par l'expérience séculaire des populations riveraines qui s'en abreuvent ; dominé d'ailleurs par ces idées qui font attribuer à l'influence des eaux tant de phénomènes physiologiques, dont elles sont bien souvent innocentes, il s'est trouvé entraîné à l'égard des eaux de sources à des craintes vraiment chimériques qu'il serait fâcheux de laisser propager.

Attaqué par M. Jolly en dehors de cette enceinte sur les doctrines qu'il a émises comme rapporteur de la commission administrative chargée d'examiner le projet de dérivation des sources de la Dhuys, attaqué de nouveau à cette tribune par son persévérant adversaire, M. Robinet a tenu pendant une heure l'Académie attentive à sa parole vive et pittoresque, et sous l'impression des curieux résultats de la vaste enquête qu'il a entreprise sur les eaux si variées que consomment les habitants des diverses régions de la France.

Loin de s'effrayer comme M. Jolly de la présence dans les eaux destinées à la boisson de quelques centigrammes de carbonate de chaux, loin d'accorder une grande importance à la proportion d'oxygène qu'elles contiennent, notre honorable collègue a pris à tâche d'établir cette proposition : que le poids de l'oxygène contenu dans les eaux les plus aérées est beaucoup trop faible pour jouer un rôle bien intéressant dans leurs effets physiologiques, et que des eaux très chargées de sels calcaires étant employées sans inconvénient dans certaines régions de l'Empire, c'est à tort que l'on attribue à la présence de ces sels dans les eaux une influence pernicieuse sur la santé.

M. Robinet a fait remarquer d'ailleurs que l'on s'exagère beaucoup en général la quantité d'eau qui est consommée en boisson par la population française ; que l'eau seule, l'eau sans mélange, n'occupe qu'une place très restreinte dans l'ensemble des boissons usitées dans toute l'étendue de la France, que les liqueurs fermentées jouent le rôle principal, et que l'usage de l'eau proprement dite est vraiment exceptionnel.

Professeur d'hygiène à la Faculté de médecine, M. Bouchardat a cru devoir traiter la question des eaux potables *ex professo*, et a occupé pendant deux séances la tribune académique pour exposer à son point de vue, l'ensemble des faits et des théories qui se rattachent aux qualités des eaux potables et à leur influence sur l'économie, il a particulièrement insisté sur la question du goître et du crétinisme, et rejetant les opinions les plus accréditées, sacrifiant lui-même ses anciennes théories sur les causes de ces tristes infirmités, il leur a substitué le système d'un ferment spécial générateur du goître et du crétinisme, et issu de la décomposition de matières végétales en présence de terrains dolomitiques ou des principales espèces minérales qui constituent ces terrains.

A cette conclusion M. Bouchardat en ajoute deux autres beaucoup plus générales et plus directement relatives à la question posée aujourd'hui devant l'Académie. Je les cite textuellement :

« Je désigne sous le nom d'eaux potables, dit M. Bouchardat, toutes les eaux naturelles agréables à boire.

» On ne peut jusqu'ici se prononcer avec certitude sur leur salubrité que par l'observation des populations qui en ont fait un long usage.

» Les eaux potables dont l'usage continu détermine des endémies, ne doivent leurs propriétés nuisibles, ni à l'absence ni à la présence d'aucun corps chimiquement défini. (J'en excepte l'acide arsénieux ou d'autres poisons, et peut-être aussi la silice en excès qui peut rendre fréquentes les caries dentaires.) »

De cet exposé sommaire des opinions de MM. Jolly, Robinet et Bouchardat, il résulte :

1° Que, s'il faut en croire MM. Robinet et Bouchardat, la

présence et jusqu'à un certain point la proportion des sels divers calcaires, magnésiens ou autres contenus dans les eaux potables, ne nuisent pas à leur salubrité.

2° Que, d'après M. Jolly, ces sels, au contraire, et principalement les sels calcaires doivent exercer une influence pernicieuse sur la santé des populations.

3° D'après M. Bouchardat, que l'existence simultanée dans les eaux de matières végétales indéterminées et des sels que les terrains dolomitiques peuvent leur céder, détermine la formation du goître, et par filiation le crétinisme.

En présence de ces trois conclusions un buveur d'eau se trouverait certainement très embarrassé, et n'aurait pas de meilleur parti à prendre que de s'abstenir; heureusement les conclusions de la commission fondées sur les données de la science sont de nature à le rassurer. C'est en m'appuyant sur ces données, que je me propose de discuter rapidement les idées de nos honorables collègues et de formuler, s'il se peut, quelques vérités pratiques et utiles.

L'Académie, il faut le dire sans crainte, a deux questions à juger.

La première est la question générale des eaux potables dans toute son étendue.

La seconde est la question de salubrité ou d'insalubrité des eaux de la Dhuys, et subsidiairement la question de prééminence entre ces eaux et les eaux de la Seine.

La commission n'a voulu traiter directement que la première de ces questions, c'était de sa part une sage réserve, mais la seconde ne pouvait pas manquer de sortir de la discussion elle-même, et selon moi l'Académie doit l'aborder sans hésitation et dire nettement aux habitants de Paris s'ils doivent accepter avec confiance ou avec de légitimes appréhensions les eaux dérivées que l'administration municipale a résolu de leur livrer.

J'exprimerai mon sentiment sur ces deux questions.

Les eaux potables peuvent être fournies par les fleuves, les rivières, les lacs, les étangs, les sources, les puits et les eaux pluviales recueillies dans les citernes. On divise les eaux de sources en deux classes : les eaux potables proprement dites et les eaux minérales qui, d'après la remarque judicieuse d'Alibert, seraient mieux désignées sous le nom d'eaux médicinales.

Ecartons de la discussion les eaux médicinales qui dans chaque localité sont assez naturellement distinguées par les populations, et bornons-nous à nous occuper de celles que l'usage a consacrées comme eaux potables.

Et d'abord que doit-on entendre par une eau potable, quand il s'agit de fournir de l'eau à une population ? Doit-on s'attacher à la lettre et ne considérer l'eau qu'au point de vue de son emploi direct en boisson, ou bien faut-il envisager l'ensemble des qualités qu'elle doit réunir pour être également propre à la boisson, à la préparation des aliments, au savonnage et à la plupart des usages industriels ? Pour moi, je n'hésite pas à penser qu'une eau potable doit remplir ces trois conditions.

Ce premier point résolu, examinons quels sont les moyens d'étude que la science possède pour reconnaître la nature et les qualités des eaux potables.

Les substances que l'on rencontre ordinairement dans ces eaux sont des gaz d'abord ; de l'oxygène, de l'azote, de l'acide carbonique ; des bases, telles que la chaux, la magnésie, la potasse, la soude, combinées avec les acides carbonique, sulfurique, chlorhydrique et azotique, une petite quantité de silice, des traces d'alumine, d'oxyde de fer, d'iode, de brome, d'ammoniaque, et des matières organiques.

Pour distinguer et doser les gaz, la chimie dispose des méthodes parfaitement sûres qui ont été données par MM. Bunsen et Boussingault, et qui ne laissent rien à désirer sous le rapport de l'exactitude et de la rapidité.

Pour les substances salines, jusqu'à ces derniers temps, il fallait recourir à des analyses délicates et d'une exécution si lente qu'il était impossible de les multiplier. Depuis quelques années, avec un réactif unique, le savon dissous dans l'alcool, avec une burette graduée, un flacon et quelques instruments très simples, on peut en quelques minutes, même sans être chimiste, obtenir les renseignements les plus précieux sur la qualité d'une eau quelconque au point de vue des usages domestiques et industriels auxquels cette eau doit pourvoir.

Aujourd'hui qu'en France au moins presque toutes les eaux de rivières ou de sources ont été analysées ou se trouvent connues par des analogies fondées sur la constitution géologique du pays, on sait qu'à l'exception de certaines eaux médicinales bien caractérisées, leur composition est très simple, et qu'il suffit, pour les apprécier, de connaître les quantités de chaux et de magnésie qu'elles contiennent, et les proportions relatives des combinaisons de ces bases avec les acides carbonique, sulfurique, chlorhydrique et azotique. Or, le système d'essai qui est actuellement en usage sous le nom d'hydrotimétrie (1), permet de reconnaître et de doser sommairement dans les eaux la chaux et la magnésie, et même avec une exactitude tout à fait suffisante, au point de vue pratique, les quantités relatives de ces deux bases et celles de leurs combinaisons avec les acides. Telle est d'ailleurs la sensibilité du réactif employé qu'il signale nettement dans un litre d'eau moins d'un centigramme d'un sel quelconque, de chaux ou de magnésie, c'est-à-dire moins d'un cent millième de son poids.

La détermination du degré hydrotimétrique répond à presque toutes les questions qui intéressent la qualité et le choix des eaux ; elle est si simple et si rapide qu'elle est devenue un jeu pour toutes les personnes qui veulent s'y livrer avec attention, et qu'elle permet d'étudier, de comparer, d'apprécier les eaux par centaines, et avec une précision si grande qu'il est possible de suivre jour par jour et d'un point à un autre, les différences de composition, si légères qu'elles soient, que présente l'eau d'un fleuve, d'une rivière ou d'une source, etc. A l'aide de l'hydrotimètre, M. Belgrand, ingénieur en chef des eaux de la Seine, a pu constater la pureté plus ou moins grande et la valeur relative de toutes les eaux de rivières et de sources du bassin de la Seine ; M. de Lesse, ingénieur des mines, attaché au service municipal de Paris,

(1) *Hydrotimétrie*, chez V. Masson et fils, place de l'École de médecine.

a comparé au même point de vue les eaux souterraines de la ville et en a dressé la carte hydrologique, et déjà M. Robinet compte plus de six cents observations sur les eaux les plus importantes de la France. Des recherches analogues ont été faites en Italie, en Espagne, en Angleterre, en Amérique, et aujourd'hui il n'est pas un ingénieur, pas un industriel intéressé à employer des eaux plus ou moins pures, qui ne se serve de l'hydrotimètre. Guidé par cet instrument, on a pu classer les eaux d'après leurs degrés hydrotimétriques et comparer entre elles, avec une très grande exactitude, les eaux de rivières et de sources qui sont employées en boisson dans les différentes régions de la France.

Rien de plus facile, on le voit, que de constater dans les eaux l'existence, la nature et les proportions des sels calcaires et magnésiens qu'elles contiennent, et qui exercent une si grande influence sur leurs qualités. Connaissant d'ailleurs la composition des gaz en dissolution dans les eaux, il ne reste plus qu'à y rechercher les matières organiques, et d'autre part l'ammoniaque et les nitrates qui peuvent être considérés comme des indices précieux de la décomposition et de la combustion de ces matières, bien qu'on les rencontre dans les eaux météorologiques elles-mêmes.

Pour l'ammoniaque et les nitrates, les procédés d'analyses que l'on doit à M. Boussingault permettent de les doser à un centième de milligramme dans un litre d'eau. C'est le plus haut degré d'exactitude que l'on puisse atteindre dans l'analyse quantitative.

Les méthodes proposées pour la détermination des matières organiques n'ont pas encore reçu au même point la sanction de l'expérience, mais les moyens existent d'apprécier ces matières avec une rigueur égale.

Évaporer un litre d'eau, dessécher ce résidu, le peser, le calciner pour détruire la matière organique, régénérer par le carbonate d'ammoniaque les carbonates que la calcination peut avoir décomposés et peser de nouveau, telles sont les opérations qui permettent d'estimer par différence le poids des matières organiques, et encore est-il important de faire remarquer que la présence des nitrates dans la plupart des eaux peut rendre cette estimation incertaine. Mais si aux opérations délicates que je viens de décrire on substituait l'emploi du permanganate de potasse appliqué d'abord par M. E. Monier et par M. Smith, au dosage des matières organiques dans l'air et ensuite au dosage de ces mêmes matières dans l'eau, on parviendrait, il y a tout lieu de le penser, à en déterminer les proportions avec certitude.

L'odeur et la saveur des eaux donnent d'ailleurs des renseignements précieux sur la nature et les altérations des matières organiques qui s'y trouvent en dissolution, notamment lorsque l'on soumet les eaux à la distillation, en fractionnant les produits de manière à concentrer les substances odorantes dans un très petit volume de liquide.

Les ressources actuelles de la chimie permettent donc, non-seulement de reconnaître dans les eaux l'existence, et jusqu'à un certain point, les proportions des matières organiques qui y sont en dissolution, mais encore, et c'est la donnée la plus importante au point de vue de la salubrité, d'apprécier l'état d'intégrité ou de décomposition plus ou moins avancée dans lequel se trouvent ces matières.

Mais ce n'est pas tout de pouvoir constater avec certitude la composition des eaux, il faut encore déterminer les conditions de leur salubrité.

L'insalubrité des eaux peut dépendre de plusieurs causes isolées ou réunies:

1° De la nature et des proportions des sels terreux ou alcalins qui s'y trouvent;

2° De la nature et de la proportion des gaz qu'elles contiennent;

3° Des matières organiques qui y existent en dissolution et de l'état d'altération de ces matières.

Etudions la question à ces trois points de vue.

Dans les eaux de nos fleuves, de nos grandes rivières et des sources que les habitudes des populations ont fait considérer comme des eaux potables, on trouve des sulfates et chlorures sodiques en très faible proportion, rarement des sels potassiques, mais principalement des bicarbonates, sulfates et chlorures calciques et magnésiques. On ne s'inquiète guère, au point de vue de la salubrité, des sels de soude et de potasse, tant qu'ils n'influent pas sensiblement sur la saveur de l'eau, et toute l'attention se porte sur les sels de chaux et de magnésie qui, lorsqu'ils dépassent dans les eaux une certaine proportion, offrent des inconvénients réels.

Si l'on examine la composition des eaux employées aux usages domestiques dans les diverses régions de la France, on voit que l'organisme a une grande tolérance pour les sels de chaux et de magnésie, puisqu'il supporte sans inconvénients constatés des eaux presque absolument pures, comme les eaux pluviales, les eaux de l'Allier, de la Loire, de la Garonne, et des eaux très chargées de bicarbonates et même de sulfates de chaux et de magnésie, comme l'eau du canal de l'Ourcq, qui abreuve une grande partie des habitants de Paris, comme les eaux de fontaines naturelles et de puits, qui sont les seules ressources de contrées étendues, et notamment dans le midi de la France, d'après les observations de mon honorable ami M. Robinet. Mais s'il est vrai que les eaux ne sont comptables ni de tous les bienfaits ni de tous les méfaits qu'on leur attribue, il ne faut pas cependant abuser de la tolérance de l'organisme à leur égard, et, assurément, les eaux pures ou légèrement salines sont préférables aux eaux calcaires et séléniteuses. Il est à remarquer, toutefois, qu'en général on boit peu d'eau pure ; quel est le pays, même parmi les plus pauvres, qui ne fournit pas à ses habitants du vin, ou du cidre ou de la bière, ou une boisson fermentée plus ou moins analogue? Les bestiaux sont les véritables consommateurs d'eaux, et c'est sur eux principalement qu'il serait possible d'étudier l'influence sanitaire des variétés de composition qu'elles présentent.

Tout en admettant que l'homme boit rarement de l'eau pure, on ne saurait contester qu'il en emploie dans ses aliments une très grande quantité qui est ingérée dans l'économie et doit y agir en raison de sa nature ; aussi, à ce point de vue, la proportion des sels calcaires et magnésiens contenus dans les eaux n'est pas indifférente, et d'ailleurs, à l'égard des aliments eux-mêmes, ces sels jouent un rôle considérable, ainsi il est parfaitement démontré :

1° Que le bicarbonate de chaux dissous dans l'eau est décomposé par l'ébullition, et donne naissance à un précipité de carbonate de chaux qui peut se mêler aux aliments, mais qui est heureusement sans influence sur leurs propriétés physiques et chimiques (1) ;

2° Que le sulfate de chaux forme, à la température de 100 degrés, une combinaison insoluble avec la caséine qui constitue l'un des éléments les plus substantiels du lait, et aussi avec la légumine ou caséine végétale qui se trouve dans les pois, les haricots, les lentilles, et les durcit au point de les rendre impropres à l'alimentation, lorsqu'il dépasse la proportion de 50 à 60 centigrammes par litre d'eau (2).

Il a été constaté en outre, en Angleterre et en France, dans les grands établissements culinaires aussi bien que dans les ménages, que les proportions de thé ou de café nécessaires pour obtenir des infusions également sapides et odorantes avec des eaux différentes, est d'autant plus considérable que les eaux sont plus chargées de sels terreux, et qu'il y a pour cet usage une économie réelle à employer des eaux pures, telles que les eaux pluviales.

Ces observations sont dignes d'intérêt et fournissent de sérieux arguments contre les eaux calcaires, principalement contre les eaux séléniteuses. Les eaux, d'ailleurs, lorsqu'elles sont fortement chargées de carbonates ou de sulfates, deviennent impropres au savonnage, et, alors même qu'elles ne sont pas assez dures pour être exclues de cet usage, elles ont l'inconvénient de rendre insoluble et d'empêcher de produire aucun effet utile une quantité de savon proportionnelle à la quantité de chaux et de magnésie qu'elles contiennent. Cela est si vrai qu'une eau qui, comme celle de l'Allier, marque 4 degrés hydrotimétriques, détruit seulement 40 grammes de

(1) *Recherches sur les eaux potables*, par MM. Boutron et F. Boudet. (*Journal de pharmacie et de chimie*, 1854, t. XXVI, p. 111.)

(2) *Idem*.

savon par hectolitre, tandis que l'eau de la Charente, qui marque 16 degrés, en détruit 160 grammes, et que l'eau de la Marne en détruit 230 grammes.

Il n'est pas inutile sans doute que l'eau porte avec elle dans l'économie quelques éléments calcaires pour concourir, avec nos autres aliments, aux fonctions réparatrices qu'ils ont à remplir; il n'y a donc pas lieu d'exclure entièrement les sels calcaires et surtout le bicarbonate de chaux des eaux potables de bonne qualité, mais il importe de savoir à quelle limite il convient de s'arrêter.

Pour fixer cette limite, je trouve un guide sûr dans les observations hydrotimétriques qui ont été faites par M. Boutron et moi, et surtout par MM. Belgrand et Robinet, sur les eaux de rivières et de sources des différentes régions de la France. De l'étude de ces observations, en effet, il résulte des enseignements d'un grand intérêt.

Tandis que, dans les eaux de sources ou de puits, on a trouvé toute la série des degrés hydrotimétriques, depuis un demi-degré jusqu'à 150 et au delà; dans les grandes rivières et les fleuves au contraire le degré hydrotimétrique n'a guère varié qu'entre 1 et 25 degrés. L'Ardèche et la Marne forment, pour les principaux fleuves et rivières de France, les limites extrêmes. La première donne une eau à 1 degré, qui est aussi pure que l'eau distillée; la Marne, 23 degrés; l'Allier, la Dordogne, la Garonne, la Loire, sont comprises entre 3 et 6 degrés; la Meurthe, l'Adour, le Cher, ne dépassent pas 9 degrés; le Rhin, la Saône, la Charente, la Durance, la Seine, donnent de 15 à 20 degrés.

D'autre part, M. l'ingénieur Belgrand, considérant que le bicarbonate de chaux dissous dans les eaux a la propriété, lorsqu'il dépasse une certaine proportion, de se décomposer au contact de l'air en acide carbonique et en carbonate de chaux insoluble, qui se précipite et produit des incrustations, a cherché dans ses savantes études hydrotimétriques sur les eaux de rivières du bassin de la Seine, à déterminer le point de stabilité de ce bicarbonate dans les grands cours d'eau, et a constaté que ce point était compris entre 17 et 18 degrés hydrotimétriques (1), c'est-à-dire entre 17 et 18 centigrammes de carbonate de chaux par litre d'eau.

Or, puisqu'il est démontré :

1° Que, dans les grands cours d'eau, le bicarbonate de chaux ne peut pas dépasser la proportion de 18 centigrammes par litre, c'est-à-dire l'équivalent de 18 degrés hydrotimétriques;

2° Que les degrés hydrotimétriques des eaux de nos fleuves et grandes rivières de France sont, en moyenne, compris entre 12 et 15 degrés, et ne dépassent pas 25 ;

3° Que, dans les proportions que ces degrés représentent, les bicarbonates et les sulfates de chaux et de magnésie ne peuvent pas nuire notablement à la cuisson des légumes et, en général, à la préparation des aliments ni au savonnage;

4° Que les eaux de nos fleuves et grandes rivières ont été consacrées par l'expérience séculaire des populations riveraines, comme des eaux potables de bonne qualité;

N'est-il pas rationnel, en se fondant sur ces grands faits d'admettre pour les eaux potables de bonne qualité, comme limite extrême 25 degrés hydrotimétriques représentant à peu près, en totalité, 25 centigrammes de sels de chaux et de magnésie par litre d'eau?

Pour moi, je n'hésite pas à conclure affirmativement et à m'arrêter à cette limite.

Que si la composition chimique des eaux de nos fleuves et de nos grandes rivières nous donne une base rationnelle pour fixer les caractères des eaux potables de bonne qualité, au point de vue des sels terreux, c'est encore sur la nature et les proportions des gaz qu'elles contiennent qu'il faut se régler pour établir à cet égard les conditions que doivent remplir ces eaux.

Il a été démontré par les expériences de Gay-Lussac et de

(1) Chaque degré représente 1 centigramme de carbonate de chaux ou son équivalent chimique de tout autre sel de chaux ou de magnésie dans un litre de l'eau soumise à l'épreuve hydrotimétrique ; il indique en même temps que cette eau décompose et neutralise 1 décigramme de savon.

Humboldt, en 1805, et ultérieurement par les analyses de M. Deville, de M. Péligot et de plusieurs autres chimistes, que dans l'air que les eaux courantes contiennent, l'oxygène et l'azote se trouvent en volume, considéré 0° et à la pression de 0,76 cent., dans un rapport constant, et que ce rapport qui résulte du coefficient de solubilité de ces gaz, conformément à la loi de Dalton et de Henri est de 32 à 33 d'oxygène pour 67 à 68 d'azote. D'autre part, M. Péligot a conclu de ses recherches que, dans l'eau de la Seine, le volume d'acide carbonique en dissolution est constant comme celui de l'oxygène et de l'azote et que ces mêmes conditions doivent se rencontrer dans les eaux de tous les fleuves et de toutes les rivières, autant du moins qu'elles ne sont pas modifiées par des circonstances accidentelles.

D'après ces observations, les gaz contenus dans les eaux courantes doivent se composer pour un litre d'eau de 20 à 21 cent. cubes d'azote, de 9 à 10 cent. cubes d'oxygène et de 22 à 23 cent. cubes d'acide carbonique, et si ces relations sont troublées, si la proportion d'oxygène se trouve diminuée, on peut en conclure que certaines circonstances accidentelles et notamment la présence de matières organiques ont fait disparaître une partie de ces gaz. Pour l'eau de Seine, par exemple, l'expérience confirme parfaitement cette explication; en effet, l'eau de Seine, au pont d'Ivry en amont de Paris, a donné en moyenne, à M. Poggiale : acide carbonique 23 cent. cubes, azote 20 cent., oxygène 9 cent., tandis que dans l'eau prise en aval de Paris, dans les parties de la Seine altérées par les déjections de la capitale, j'ai trouvé dans une expérience, 6,87 d'oxygène, et dans une autre seulement 4,05, le jour même où je constatais comme M. Poggiale, 9 cent. d'oxygène dans l'eau prise au pont d'Ivry.

Les résultats de l'expérience aussi bien que les lois de la physique démontrent, comme on le voit, qu'en général les eaux courantes contiennent les gaz oxygène, azote et carbonique dans des proportions à peu près constantes et ont pour ainsi dire une atmosphère normale en dissolution, et que c'est surtout à l'influence des matières organiques qu'il faut attribuer les variations que cette atmosphère présente dans quelques-unes de ces eaux.

Dans les eaux de sources l'atmosphère dissoute est loin de présenter les mêmes conditions de fixité; la nature des substances que ces eaux ont rencontrées dans leur trajet souterrain explique ces vicissitudes; mais, comme il est hors de doute que, d'une part, l'air et l'acide carbonique contenus dans les eaux courantes les rendent légères et faciles à digérer, et comme, d'autre part, la proportion normale d'oxygène est incompatible dans une eau avec la présence d'une matière organique en voie de décomposition, on est autorisé à conclure en thèse général que l'état normal de l'atmosphère dissoute dans une eau est une des meilleures garanties de sa légèreté et de sa salubrité.

Il me reste à considérer les matières organiques contenues dans les eaux, et ce n'est pas le point le moins délicat de la discussion, car M. Bouchardat attribue aux matières végétales une influence capitale sur la salubrité des eaux qui en contiennent.

Ce sont ces matières végétales, dit-il, qui, se décomposant dans des conditions qui n'ont point encore été fixées, donnent naissance au ferment soluble qui modifie l'économie pour produire le goître; et plus loin il inscrit dans ses conclusions que les eaux potables, dont l'usage continu détermine la formation du goître et par filiation le crétinisme, renferment en dissolution des matières organiques provenant de la décomposition de certaines parties végétales, en présence de terrains dolomitiques ou des principales espèces minérales qui constituent ces terrains.

Quelles sont ces matières végétales? M. Bouchardat ne les caractérise en aucune manière. Quels sont les sels qui se rencontrent dans les terrains dolomitiques, et auxquels il attribue une influence si fâcheuse sur ces matières? Ce sont des chlorures de sodium et de magnésium, des sulfates et bicarbonates de chaux et de magnésie, c'est-à-dire précisément les sels qui se trouvent réunis dans un grand nombre d'eaux potables de bonne qualité concurremment avec des matières végétales.

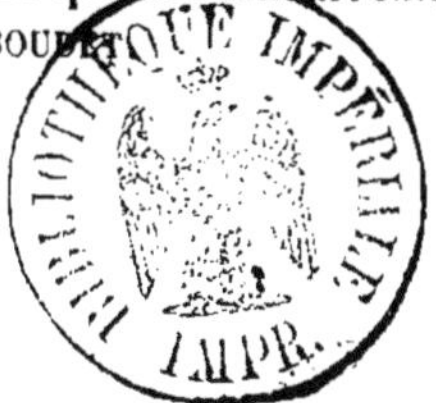

Si l'on admettait cette opinion, toutes ces eaux dont le temps a consacré la salubrité devraient être considérées comme suspectes, et d'ailleurs cette nouvelle théorie de M. Bouchardat apparaissant après celle de M. Grange, qui attribue le goître aux sels de magnésie contenus dans les eaux, après celle de M. Chatin qui l'attribue à l'absence de l'iode, et après celle de M. Bouchardat lui-même, qui naguère plaçait dans les eaux séléniteuses la cause de cette maladie, cette nouvelle théorie a-t-elle vraiment quelques titres à la confiance? Pour mon compte je ne puis lui accorder aucune valeur, et la multiplicité des systèmes proposés pour expliquer l'origine du goître me porte à n'en accepter aucun.

C'est un bien ancien préjugé d'attribuer aux eaux les influences les plus diverses sur la santé, mais le plus souvent sans doute on les rend responsables de phénomènes qui appartiennent réellement à des causes plus ou moins complexes et toutes différentes. Est-il vrai, par exemple, que les eaux de la Seine aient une action purgative dont les étrangers subissent l'influence? Je ne le pense pas, et j'attribue les dérangements de santé qu'éprouvent à Paris les nouveaux arrivants, aux nouvelles conditions de milieu, d'habitudes et de régime dans lesquelles ils se trouvent placés. N'en serait-il pas de même pour le goître et le crétinisme, et ne chercherait-on pas en vain dans l'influence exclusive des eaux, dans l'existence d'un ferment jusqu'ici tout à fait imaginaire, la cause d'une affection qui peut dépendre des conditions générales et multiples de l'atmosphère, de la température, du sol et des produits alimentaires qui naissent et se développent sur ce sol au milieu des mêmes conditions? Ne prend-on pas l'accessoire pour le principal, et n'attribue-t-on pas à des circonstances coïncidentes des influences qui peuvent ne pas leur appartenir?

N'y a-t-il pas quelque imprudence d'ailleurs à promulguer du haut de la chaire du professeur ou de la tribune académique des théories aussi hasardées?

Le rôle de la science n'est pas de créer les préjugés, mais de les combattre et de leur substituer des vérités.

Que dirai-je encore de cette étrange conclusion formulée par M. Bouchardat à la fin de sa dissertation?

« Je désigne sous le nom d'eaux potables toutes les eaux naturelles agréables à boire. On ne peut jusqu'ici se prononcer avec certitude sur leur salubrité que par l'observation des populations qui en ont fait un long usage. »

Et d'abord à quoi bon la discussion qui nous occupe et qui, au dehors comme au dedans de cette enceinte, dure depuis si longtemps; à quoi bon ces recherches, ces analyses, tout ce développement de science provoqué par la question des eaux potables, s'il suffit de goûter une eau pour reconnaître si elle est potable? Combien d'eaux naturelles agréables à boire qui sont beaucoup trop chargées de sels calcaires et qu'une saine critique doit écarter du cadre des eaux potables de bonne qualité?

A quoi bon aussi tous les moyens d'épreuve si concluants que nous enseigne la chimie pour apprécier la qualité des eaux, s'il faut, en dernier ressort et avant de rien conclure, avoir observé les populations qui en ont fait un long usage? Je ne m'étonne pas, en présence de cette doctrine, que son auteur, oubliant qu'il est pharmacien et chimiste autant au moins que médecin, ait proclamé ici même l'impuissance de la chimie, et se soit écrié solennellement à propos des eaux potables : *Médecins, n'abdiquons pas!*

Mais, je vous le demande, messieurs, que fait-on depuis que la chimie a répandu sa lumière sur la composition des eaux? A qui s'adresse-t-on pour savoir si une eau est salubre et propre aux usages domestiques? Quel est le propriétaire, l'administrateur, le médecin même qui, ayant intérêt à connaître la qualité d'une eau de source ou de rivière, ne voudra s'en rapporter qu'à l'observation plus ou moins séculaire des effets de son usage sur la santé des populations, et attendra pour prendre confiance, aussi longtemps qu'il sera nécessaire pour juger s'il n'existe pas dans cette eau, ce ferment générateur du goître et du crétinisme, qui excite si vivement la sollicitude de M. Bouchardat? Nul doute, messieurs, que, malgré cette sollicitude, ce propriétaire, cet administrateur, ce médecin même, s'adressera immédiatement à un chimiste expérimenté, à notre honorable rapporteur par exemple, et acceptera les conclusions qu'il aura tirées de ses analyses.

L'importance du rôle que l'on a justement attribué aux matières organiques au point de vue de la salubrité des eaux potables, m'a fait un devoir d'examiner avec une attention particulière les doctrines de M. Bouchardat. Je n'insiste pas davantage sur cet incident de la discussion, et je me hâte de résumer mon opinion sur ces matières.

D'où viennent les matières organiques en dissolution dans les eaux, quelles modifications peuvent-elles éprouver? N'ont-elles pas pour origine les substances organiques qui existent à la surface et dans l'intérieur du sol, et qui pour la plupart ne sont insalubres qu'autant qu'elles sont en voie de décomposition ou de fermentation, comme les produits si divers qui nous servent d'aliments? C'est donc sur cet état de fermentation ou de décomposition qu'il faut porter toute son attention, et il est évident que toute eau qui donne des indices de la décomposition des matières organiques qu'elle contient, doit être repoussée de la consommation au même titre que les farines avariées ou les viandes altérées.

Comment reconnaît-on l'insalubrité de ces aliments, faut-il attendre pour la constater que les populations en aient fait un long usage; leur aspect, leur odeur, leur goût, ne donnent-ils pas des indications que l'on accepte avec sécurité? Eh bien! il n'en est pas autrement pour les eaux. Si, étant claires et limpides, elles n'ont ni saveur ni odeur, même après avoir été soumises à l'épreuve d'une distillation fractionnée, si elles ne renferment qu'une faible proportion de matières organiques, si elles contiennent de l'air en quantité et d'une composition normales, si elles ne donnent à l'analyse que des traces d'ammoniaque et d'azotates, on peut les considérer comme salubres au point de vue des matières organiques. Voilà, si je ne me trompe, la vérité pratique, et telle qu'elle peut être acceptée avec autant de confiance que les principes les mieux établis de l'hygiène.

Je crois avoir démontré que dans l'état actuel de la science, il est permis de poser des principes et de préciser des expériences d'après lesquels on peut juger la salubrité et les qualités diverses des eaux potables; il me reste à formuler ces principes, à énumérer ces expériences, et à en faire l'application aux eaux de la Seine et aux eaux de la Dhuis.

Il est une eau que l'usage d'une population immense, pendant une longue suite de siècles, a consacrée comme excellente, c'est l'eau de la Seine, et son excellence est si grande, que, malgré le choix défavorable des points où elle était puisée dans le fleuve, au centre et au-dessous de Paris, après avoir reçu les tributs de la Bièvre et de tant d'autres affluents qui troublaient sa pureté, elle n'a jamais été accusée d'aucune influence fâcheuse sur la santé des habitants de Paris. Prenons cette eau pour type, là où elle est vraiment l'eau de la Seine, c'est-à-dire au pont d'Ivry.

Il résulte des nombreuses analyses de M. Poggiale qui sont toutes récentes, et qui s'accordent d'ailleurs avec les analyses antérieures des chimistes les plus autorisés, que l'eau de la Seine contient en moyenne par litre et en nombres ronds, à la température de zéro et à $0^{m},76$ de pression :

	m. c.	gr.
Acide carbonique	0,23	
Azote	0,20	
Oxygène	0,09	
Carbonate de chaux		0,18
Carbonate de magnésie		0,02
Sulfate de chaux (environ)		0,01
Sels solubles de chaux, magnésie et soude		0,02
Azotates		0,01
Ammoniaque		0,00015 ;

et que le poids total des substances minérales qu'elle tient en dissolution ne dépasse pas 24 centigrammes. Les résultats de très nombreux essais hydrotimétriques s'accordent avec ces données de l'analyse directe, et démontrent que le degré hydrotimétrique de l'eau de Seine est en moyenne 18.

Que si, après avoir établi ces données incontestables, on vient à les discuter, on voit :

1° Que l'eau de Seine contient l'acide carbonique, l'oxygène et l'azote, précisément dans les proportions indiquées par le coefficient de solubilité de ces gaz, et telles par conséquent qu'elles doivent se rencontrer dans les eaux courantes qui ne renferment pas de matières organiques en voie de décomposition.

2° Que la quantité totale des substances minérales en dissolution dans l'eau de Seine ne dépasse pas 24 centigrammes par litre ; que dans ce chiffre le sulfate de chaux n'entre que pour 1 centigramme, le carbonate de magnésie que pour 2 centigrammes, tandis que le carbonate de chaux en forme les 9 dixièmes ; qu'en conséquence l'eau de Seine est presque exclusivement minéralisée par ce carbonate.

3° Que le degré hydrotimétrique 18 attribué à l'eau de Seine comme moyenne d'un très grand nombre d'expériences, correspond exactement aux 18 centigrammes de carbonate de chaux qu'elle contient ; que ce degré étant précisément celui qui représente le point de stabilité du bicarbonate de chaux dans les grands cours d'eau, démontre que l'eau de Seine ne peut produire d'incrustations, ni dans les tuyaux de conduites, ni dans les vases qui la renferment, et qu'enfin, n'accusant que 18 décigrammes de savon détruit par un litre de cette eau, il montre qu'elle est également propre à être employée en boisson ou consacrée à la préparation des aliments et aux usages domestiques et industriels.

Assurément les eaux de pluie recueillies dans les citernes, les eaux de l'Allier, de la Dordogne et de la Loire qui n'ont que 3, 4 à 5 degrés, sont plus pures que l'eau de la Seine, mais si l'on admet que l'eau destinée à l'alimentation de l'homme et des animaux doit contenir, à titre de condiments et d'éléments réparateurs du tissu osseux, quelques centigrammes de sels de chaux et de magnésie, on peut considérer l'eau de la Seine comme un excellent type pour les eaux potables.

Après avoir adopté l'eau de la Seine au pont d'Ivry comme un type pour les eaux potables, si je lui compare les eaux des plus grands fleuves et rivières de France, je constate qu'elles sont comprises pour leurs titres entre 5 et 25 degrés hydrotimétriques, et qu'elles doivent toutes être considérées comme des eaux potables de qualité excellente, très supérieure à celle des eaux souterraines, des eaux de puits et d'un grand nombre de sources ; mais ce fait autorise-t-il à rejeter toutes les eaux souterraines, toutes les eaux de sources? Non assurément, et à mon avis, il n'y a pas lieu d'établir une distinction systématique entre les eaux de sources et les eaux de rivières, au point de vue de leurs qualités hygiéniques, la seule base légitime pour l'appréciation des eaux potables, c'est leur composition, considérée indépendamment de leur origine. Ainsi, comme l'a dit très nettement la commission dans son rapport, les eaux de sources et les eaux de rivières sont également bonnes quand elles sont également aérées et présentent la même composition chimique.

J'écarte à dessein de cette discussion tout ce qui est relatif à la température et à la limpidité des eaux, ce sont des conditions très importantes, mais elles sont toutes physiques, elles sont indépendantes de la composition des eaux, il est toujours possible de les réaliser, et elles ne rentrent pas dans les limites auxquelles j'ai voulu restreindre mon argumentation.

Je n'examinerai donc pas si l'eau de la Dhuis est constamment limpide et conserve une température uniforme de 12 degrés en toute saison, tandis que l'eau de la Seine n'offre pas les mêmes conditions ; je me bornerai à comparer ces deux eaux sous le rapport de leur composition chimique.

L'eau de la Dhuis, comme celle de la Seine, est sans odeur et sans saveur.

Elle contient par litre :

	m. c.	gr.
Acide carbonique	0,2900	
Azote	0,1478	
Oxygène	0,0500	
Carbonate de chaux		0,21
Carbonate de magnésie		0,024
Carbonate de soude		0,01
Sulfate de chaux		0,001
Chlorure de sodium		0,011
Azotates		0,013
Ammoniaque		0,00000

Le poids total des substances minérales qui s'y trouvent en dissolution est de 293 milligrammes ou 29 centigrammes. Son degré hydrotimétrique est 24. Elle ne contient que des traces de matières organiques, et elle ne contient pas d'ammoniaque.

En comparant ces résultats analytiques avec ceux que l'eau de la Seine a fournis, on voit que l'eau de la Dhuis diffère de l'eau de la Seine parce qu'elle contient moins d'azote et surtout beaucoup moins d'oxygène (5 centimètres cubes au lieu de 9); parce qu'elle contient 21 centigrammes de carbonate de chaux, au lieu de 18; parce qu'on y trouve 1 centigramme de carbonate de soude, tandis que ce sel manque dans l'eau de la Seine, et enfin parce qu'elle est entièrement exempte d'ammoniaque. Le carbonate de magnésie est représenté à peu près par le même chiffre dans les deux eaux, et le sulfate de chaux, qui est représenté par 1 centigramme dans l'eau de la Seine, est réduit à 1 milligramme dans l'eau de la Dhuys.

On peut faire valoir en faveur de l'eau de la Dhuys qu'elle ne contient que des traces de matières organiques et qu'elle est exempte d'ammoniaque; mais par contre elle est beaucoup moins aérée, beaucoup moins oxygénée surtout que l'eau de la Seine, et elle contient plus de carbonate de chaux. Quelles conséquences doit-on tirer de ces deux faits?

Si l'insuffisance d'azote et d'oxygène dans l'eau de la Dhuis coïncidait avec une proportion considérable de matières organiques et d'ammoniaque, on pourrait en induire qu'il s'est opéré dans cette eau un travail de décomposition qui a eu pour effet de réduire la proportion d'oxygène, et ce serait là une circonstance très défavorable; mais comme au contraire l'analyse n'y a signalé qu'une très faible proportion de matière organique et a démontré qu'elle ne contenait pas d'ammoniaque, il est évident que le défaut d'aération de cette eau doit être attribué à l'absorption de l'oxygène et de l'azote pendant son trajet souterrain, et ne peut altérer sa qualité que dans la mesure des avantages que lui aurait donnés une aération complète, de telle sorte qu'en lui faisant absorber la quantité d'air qui lui manque, on peut la rendre aussi légère et aussi salubre, au point de vue des propriétés que l'air peut lui communiquer, que l'eau de la Seine elle-même.

A l'égard du carbonate de chaux il est à remarquer que la proportion de ce sel qui a été observée dans l'eau de la Dhuys, dépasse de 3 à 4 centigrammes ou de 3 à 4 degrés hydrotimétriques le point de stabilité du carbonate de chaux dans les eaux courantes, et que de cette faible différence il résulte cette conséquence grave que l'eau de la Dhuys est incrustante, qu'elle déposera des concrétions calcaires dans les conduits qu'elle aura à parcourir, et même dans les carafes des consommateurs; d'ailleurs marquant 24 degrés, elle détruira 25 pour 100 de savon de plus que l'eau de Seine. Donc, lorsque l'on considère l'eau de la Dhuys à sa source, on doit reconnaître qu'elle est inférieure à l'eau de la Seine, parce qu'elle contient moins d'air et plus de bicarbonate de chaux; mais, attendu qu'en l'exposant à l'action de l'air dans des conditions convenables on pourrait lui faire absorber l'azote et l'oxygène qui lui manquent, et abandonner l'excès de carbonate de chaux qu'elle contient, il est probable que si on lui faisait parcourir un long trajet dans des aqueducs largement aérés, elle pourrait devenir une eau potable de très bonne qualité, équivalente à l'eau de la Seine, marquant 20 degrés environ à l'hydrotimètre et très supérieure à l'eau du canal de l'Ourcq et à l'eau d'Arcueil, qui donnent 30 degrés à l'hydrotimètre et qui, depuis un demi-siècle, abreuvent une grande partie de la population parisienne, sans qu'aucune fâcheuse influence sur la santé publique ait jamais fait suspecter leur qualité.

J'ai fini, messieurs, et il ne me reste plus qu'à conclure; mais avant de soumettre mes conclusions à l'Académie, je crois devoir lui communiquer quelques renseignements officiels qui sont de nature à fixer ses idées sur le régime actuel des eaux de Paris.

Or, il résulte d'un tableau que j'ai entre les mains et que je dois à l'obligeance de M. l'ingénieur Belgrand :

1° Que la quantité moyenne d'eaux de diverses provenances

distribuées dans Paris en vingt-quatre heures pendant l'année 1862 a été de 133,150 mètres cubes, et que dans cette quantité totale l'eau de Seine n'entrait que pour 42,000 mètres cubes, c'est-à-dire un peu moins du tiers, tandis que l'eau de l'Ourcq y entrait pour 89,000, l'eau d'Arcueil pour 1170, l'eau du puits de Grenelle pour 630, et l'eau des sources du nord pour 350 mètres cubes ;

2° Que les eaux de Grenelle et d'Arcueil étaient mélangées avec l'eau de Seine dans la distribution ;

3° Que jusqu'à ces derniers temps, pendant la saison chaude, on a substitué, pour certains quartiers, l'eau du canal de l'Ourcq à l'eau de la Seine.

Ces faits que personne ne peut contester, ne prouvent-ils pas que les Parisiens, sans s'en douter, ont bu longtemps et boivent encore beaucoup moins d'eau de Seine que d'eau du canal de l'Ourcq, et que la salubrité de cette dernière se trouve démontrée par un demi-siècle d'expérience, bien qu'elle contienne, indépendamment du bicarbonate de chaux, une quantité assez considérable de sulfate de chaux et de sels de magnésie ?

CONCLUSIONS.

1° Une eau potable de bonne qualité doit remplir la triple condition d'être agréable à boire, propre à la préparation des aliments et au savonnage.

2° La qualité des eaux potables, quelle que soit leur origine, qu'elles soient puisées à une source ou dans une rivière, dépend essentiellement de leur composition chimique et de leurs propriétés physiques.

3° Les caractères des eaux potables de bonne qualité sont les suivants :

Elles doivent être claires et limpides, sans odeur ni saveur ; elles ne doivent incruster ni les conduits qu'elles parcourent, ni les vases qui les contiennent.

Leur degré hydrotimétrique ne doit pas dépasser 25 degrés ; elles doivent être convenablement aérées, c'est-à-dire tenir en dissolution 20 à 22 centimètres cubes d'azote, 9 à 10 centimètres cubes d'oxygène, 20 à 25 centimètres cubes d'acide carbonique par litre. Elles ne doivent contenir que des traces de matières organiques et à peine 1 centigramme de nitrates, 10 à 15 centièmes de milligrammes d'ammoniaque.

Toute eau qui contient des matières organiques altérées ou en voie de décomposition doit être rejetée des usages domestiques.

4° L'eau de la Seine au pont d'Ivry peut être considérée comme un excellent type d'eau potable.

5° L'eau de la Dhuys prise à sa source n'est pas assez aérée et contient trop de carbonate de chaux pour constituer une eau potable de très bonne qualité ; mais si, en lui faisant parcourir un long trajet dans des aqueducs largement aérés, on parvenait à lui donner l'air qui lui manque, et à réduire la proportion de bicarbonate de chaux qu'elle contient naturellement, au-dessous du point de stabilité de ce sel dans les eaux courantes, c'est-à-dire à l'équivalent de 17 degrés hydrotimétriques, il y a lieu de penser qu'alors elle pourrait offrir les conditions d'une eau potable à peu près égale en qualité à l'eau de la Seine et très supérieure aux eaux d'Arcueil et du canal de l'Ourcq.

Paris. — Imprimerie de L. Martinet, rue Mignon, 2.

25'

www.ingramcontent.com/pod-product-compliance
Ingram Content Group UK Ltd.
Pitfield, Milton Keynes, MK11 3LW, UK
UKHW020226200726
13856UKWH00004B/1619

9 782013 082471